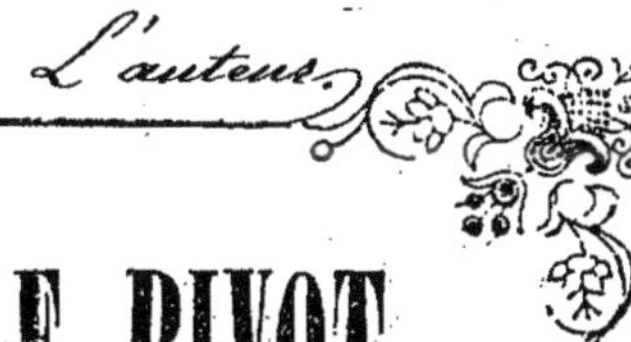

FORCEPS A DOUBLE PIVOT,

DESTINÉ SURTOUT

A PRÉVENIR LE DÉCROISEMENT DES BRANCHES,

ADOPTÉ PAR

L'ACADÉMIE DE MÉDECINE DE PARIS,

ET COURONNÉ D'UNE GRANDE MÉDAILLE D'HONNEUR EN ARGENT,

PAR

D. TARSITANI,

Docteur en médecine et en chirurgie, professeur d'accouchements, des maladies des femmes et des enfants, ancien élève des hôpitaux de Paris, Chirurgien de l'hôpital St-François, auteur du *Bistouri retto-convexe*, adopté par l'Académie de l'industrie française et couronné d'une Médaille d'Honneur, Ex-député de la Société française de Statistique universelle et de l'Académie de l'industrie française au Congrès scientifique italien de Gênes, Membre de plusieurs sociétés savantes, nationales et étrangères.

. . . *Laus magna tibi tribuetur, in uno*
Corpore servato restituisse duos.
(TIBULLE.)

TROISIÈME ÉDITION,

REVUE, CONSIDÉRABLEMENT AUGMENTÉE,

Enrichie d'observations pratiques et accompagnée de 4 planches lithographiées.

PARIS,

CHEZ VICTOR MASSON, LIBRAIRE-ÉDITEUR,

Place de l'École-de-Médecine, 17.

MÊME MAISON, CHEZ L. MICHELSEN, A LEIPZIG.

1853.

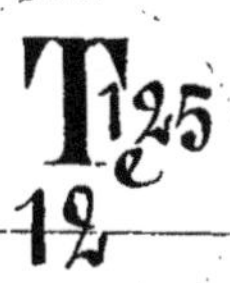

FORCEPS A DOUBLE PIVOT.

FORCEPS A DOUBLE PIVOT,

DESTINÉ SURTOUT

A PRÉVENIR LE DÉCROISEMENT DES BRANCHES,

ADOPTÉ PAR

L'ACADÉMIE DE MÉDECINE DE PARIS,

ET COURONNÉ D'UNE GRANDE MÉDAILLE D'HONNEUR EN ARGENT,

PAR

D. TARSITANI,

Docteur en médecine et en chirurgie, professeur d'accouchements,
des maladies des femmes et des enfants, ancien élève des hôpitaux de Paris,
Chirurgien de l'hôpital St-François, auteur du *Bistouri retto-convexe*, adopté
par l'Académie de l'industrie française et couronné d'une Médaille d'Honneur,
Ex-député de la Société française de Statistique universelle et de l'Académie
de l'industrie française au Congrès scientifique italien de Gènes,
Membre de plusieurs sociétés savantes, nationales et étrangères.

. . . *Laus magna tibi tribuetur, in uno*
Corpore servato restituisse duos.
(TIBULLE.)

TROISIÈME ÉDITION,

REVUE, CONSIDÉRABLEMENT AUGMENTÉE,
Enrichie d'observations pratiques et accompagnée de 4 planches lithographiées

PARIS,

CHEZ VICTOR MASSON, LIBRAIRE-ÉDITEUR,

Place de l'École-de-Médecine, 17.

MÊME MAISON, CHEZ L. MICHELSEN, A LEIPZIG.

1853.

AVERTISSEMENT.

Le Forceps est l'invention la plus ancienne et la plus importante de l'art obstétrical. De tous les instruments qui doivent composer l'arsenal d'un accoucheur, le forceps est sans contredit celui dont il se sert le plus fréquemment, pour sauver, dans des circonstances fâcheuses, la mère et l'enfant.

Des études spéciales et une longue pratique dans l'art des accouchements, tant en Italie qu'en France, où j'ai passé quatre années à la Clinique d'accouchements de la Faculté de médecine de Paris, sous la bienveillante direction de M. le professeur Paul Dubois, m'ayant mis à même de reconnaître par expérience les inconvénients attachés à l'usage de cet instrument, j'ai cherché à les éviter, en le perfectionnant par l'invention du Forceps a double pivot.

Deux modèles de ce forceps, que je présentai avec un mémoire explicatif à l'Académie de médecine de Paris, dans la séance du 14 novembre 1843 (*Bulletin de l'Académie de médecine*, p. 185, Paris, 1843), eurent un succès plus grand que je n'aurais cru pouvoir me le promettre. A la suite d'un rapport très-favorable fait sur ce travail et sur l'instrument par le savant Capuron, cette Académie, dans la séance du 16 avril 1844, adopta ce nouveau forceps (*Bulletin cité*, p. 757 à 759), et une grande Médaille d'Honneur en Argent fut ensuite décernée à son auteur, après un autre rapport plus favorable et plus encourageant que le premier.

Plusieurs journaux français de médecine et de chirurgie ayant alors donné des extraits de mon travail (*Archives générales de médecine*, p. 118, mai 1844, Paris; — *Gazette médicale*, p. 262, Paris, 1844; — *Gazette des hôpitaux*, p. 183, Paris, 1844, etc.), d'autres journaux étrangers, dont il serait trop long de citer ici les noms et les dates, annoncèrent bientôt après l'heureuse invention de cet instrument. Plus tard, on a vu avec satisfaction le forceps à double pivot entre les mains des accoucheurs les plus distingués de nos jours, et cette généralisation lui a mérité aussi l'honneur d'être cité non-seulement par M. le professeur Moreau, mon illustre maître, dans ses cours sur les accouchements à la Faculté de médecine de Paris, mais encore par M. Chailly-Honoré, dans la deuxième édition de son ouvrage sur la pratique des accouchements, ouvrage traduit en anglais par M. le docteur GUNNING-BEDFORD, et dont on a publié plusieurs éditions à New-Yorck. L'invention de ce forceps n'a pas non plus été oubliée pour ses avantages dans les Traités d'accouchements, qui ont paru depuis 1844, et qui ne sont pas en arrière de l'état actuel de l'art obstétrical. On trouve encore des figures de cet instrument reproduites dans l'Atlas qui accompagne la nouvelle édition française de l'ouvrage de JULES HATIN sur l'art des accouchements (*Cours complet d'accouchements, et de maladies des femmes et des enfants*, avec un Atlas de 17 planches in 4.°, Plan. XXVII, fig. 4 et 5; Paris, 1845). Enfin, le forceps à double pivot a été admis, comme le plus simple et le plus utile de tous les autres forceps, non-seulement à l'Exposition de Paris, en 1844 et 1849 (*Rapport du Juri central de l'Exposition*, 1844 et 1849), mais encore à l'Exposition universelle de Londres en 1851 (*The London Gazette*, 1851).

J'aurais mal reconnu de tels encouragements et le bienveillant accueil que les deux premières éditions ont reçu, si je ne m'étais appliqué à revoir cet opuscule, et à faire quelques additions qui étaient nécessaires pour rendre aussi complète que possible cette troisième édition. Rien n'a été changé dans l'exposition de mes idées; mais l'application de la théorie à la pratique, et le désir de complaire aux maîtres de l'art obstétrical, m'ont conduit à enregistrer ici quelques observations choisies naturellement parmi les plus instructives qui sont à ma connaissance, et parmi celles que j'ai faites sur l'application du forceps à double pivot. J'ai cru devoir y joindre pour plus grand éclaircissement les deux rapports qui ont été faits sur mon travail et sur cet instrument, quelques lettres et les opinions de divers accoucheurs, relatives à ses avantages et à sa généralisation, ainsi que deux nouvelles planches lithographiées en sus de celles de la première édition. Enfin, l'espoir de conserver à cet opuscule les encouragements qu'il a reçus, m'a fait un devoir de redoubler de soins dans la publication de cette nouvelle édition.

Puissent mes faibles efforts répondre à mes vœux et au sentiment profond d'humanité qui m'a dirigé dans ces nouvelles recherches !

FORCEPS A DOUBLE PIVOT,

DESTINÉ SURTOUT A PRÉVENIR

LE DÉCROISEMENT DES BRANCHES.

Les Accoucheurs ont reconnu par expérience que le décroisement des branches du forceps, nécessité par la mauvaise position de ces branches, n'est pas tout-à-fait si indifférent qu'on a bien voulu le prétendre, et qu'il peut au contraire causer quelques lésions traumatiques funestes à la mère et à l'enfant. Aussi tous les bons praticiens ont proscrit cette manœuvre; et contrairement au conseil donné, notamment par madame LACHAPELLE, de placer d'abord la branche qui doit être en avant du bassin, parce qu'elle est bien plus difficile à appliquer que celle qui doit être en arrière (1), ils ont posé comme règle générale d'*introduire toujours la branche gauche ou à pivot la première*, *afin que la droite ou à mortaise vînt*

(1) Voyez, pour plus de détails, l'ouvrage de madame LACHAPELLE, *Pratique des accouchements*, t. I. Paris, 1825. — Madame LACHAPELLE, qui a été pendant vingt-cinq ans sage-femme en chef de l'Hospice de la Maternité à Paris (*Maison d'accouchements*), où il se fait annuellement plus de deux mille accouchements, a écrit un Traité sur la pratique des accouchements, qui mérite bien d'être consulté par les praticiens de l'art obstétrical, d'autant plus que ses observations sont basées sur une longue expérience.

facilement s'articuler sur elle. En effet, si la simple application du forceps peut occasionner des contusions, des ecchymoses, la paralysie faciale signalée par M. le professeur Paul Dubois et par M. le docteur Landouzy, professeur à l'École secondaire de médecine de Reims (1), l'enfoncement ou la fracture de quelques os du crâne, et d' autres lésions traumatiques, combien à plus forte raison ces accidents ne peuvent-ils pas en résulter, lorsqu'on est *forcé* d'avoir recours au décroisement des branches pour les articuler? En outre, dans les cas où il faut se servir du forceps quand la tête du fœtus est surtout dans l'excavation du bassin, si l'on est *obligé*, dans ces circonstances, d'opérer le décroisement des branches, les déchirures, soit du col utérin, soit du vagin, soit du périnée, sont alors bien plus à craindre par suite de cette manœuvre, à cause du tiraillement transversal qu'éprouvent ces parties. Les observations pratiques relatives à ces mêmes accidents, causés par la simple application du forceps, sont nombreuses, et l'on trouve rapporté dans un article, publié par MM. les docteurs Pereira et Lasserre, des cas de ce genre (2). On comprend sans peine que ces inconvénients peuvent arriver encore plus facilement quand le volume ou la position de la tête du fœtus est dans un rapport défavorable avec les diamètres du bassin, ou lorsqu'il y a rétrécissement du bassin lui-même, et

(1) *Essai sur l'hémiplégie faciale chez les enfants nouveau-nés*; Thèse de Paris, août 1839.

(2) *Archives générales de médecine*, p. 32 à 41, janvier 1843; Paris.

qu'on est *forcé* alors d'augmenter le volume de la tête par la présence des cuillers du forceps, dont les bords exercent sur différents points une pression fort inégale.

Il est vrai que si l'on peut souvent éviter de blesser la mère et l'enfant, en introduisant la branche femelle après la branche mâle, il est des cas où l'accoucheur est *forcé* de violer ce précepte, comme cela peut avoir lieu 1.° dans les deux positions diagonales de l'extrémité céphalique, dans lesquelles l'occiput ou le front répond à la cavité cotyloïde et à la fosse iliaque gauche du bassin (1), et qui sont, comme on sait, les plus fréquentes de toutes (*occipito-iliaque gauche antérieure*, cotyloïdienne gauche, ou bien *occipito-iliaque droite postérieure*); 2.° dans toutes ces positions assez fréquentes, où la tête du fœtus est disposée de telle manière qu'il est impossible d'introduire la branche mâle la première pour des difficultés dont on ne se rend pas parfaitement compte; 3.° dans quelques cas, fort rares à la vérité, où le bassin présente un certain vice de conformation, comme cela a été très-bien remarqué par M. le docteur D'Avanzo, chirurgien de l'Hôpital des Incurables de Naples, dans un cas de dépression d'avant en arrière des branches descendante du pubis et ascendante de l'ischion du côté droit, et dans le-

(1) Madame Lachapelle, *ouvrage cité*.— Chailly-Honoré, *Traité pratique de l'art des accouchements*, p. 447 et suiv. Paris, 1842.— 2.e édit. p. 494 et 511; Paris, 1845.—Cazeaux, *Traité théorique et pratique de l'art des accouchements*, p. 733 et suiv. Paris, 1841.—2.e édit. p. 741 et suiv. Paris, 1845.—Jacquemier, *Manuel des accouchements et des maladies des femmes*, etc. t. II. p. 390, 391 et suiv. Paris, 1846.

quel cet habile opérateur assisté par le professeur Chiari, a été obligé d'appliquer le forceps pour sauver la mère et l'enfant (1). Il faut, dans ces cas, introduire la branche femelle avant la branche mâle, et avoir nécessairement recours au décroisement des branches pour les articuler avec facilité. Cette pratique a été généralement suivie jusqu'à nos jours. Le savant accoucheur Capuron a signalé encore les cas dans lesquels, par inadvertance ou par oubli des règles relatives à l'application du forceps, cet instrument a été appliqué de manière que la branche femelle se trouve placée au-dessous ou en arrière de la branche mâle (2).

Jusqu'à la moitié du dix-septième siècle on n'avait encore imaginé aucun instrument satisfaisant pour extraire le fœtus vivant par la tête, lorsque le bassin était rétréci. En 1672 Hugues Chamberlayne et ses deux fils se donnèrent comme les possesseurs d'un tel moyen, dont ils avaient jusqu'alors fait un secret, qui passait dans leur famille, par héritage, de génération en génération. Puis d'après les idées imparfaites et grossières données sur le forceps par ces accoucheurs à Londres, et sur un forceps mal fait qui, en 1830, fut trouvé, avec des pièces de correspondance, dans une vieille armoire secrète d'une maison de campagne, qui avait appartenu, de 1683 à 1715, à la famille Chamberlayne (3), on a fait subir à cet instrument une foule de modifications, dont la plupart ne

(1) Il Filiatre-Sebezio, *giorn. delle scienze med.*, nov. 1849; Napoli.
(2) *Bulletin de l'Académie de médecine*, p. 1137; Paris, 1843.
(3) Voir un Mémoire par M. Cansardine, in *Med. chir. trans.*, t. X, p. 181. et la publication faite par Edward Rigby, en 1833.

sont pas d'un grand intérêt. On pourrait dire que chaque accoucheur a voulu plus tard avoir son forceps, en faisant une correction peu importante, ou tout-à-fait inutile, quelquefois même nuisible, correction proposée sans but déterminé, et pour la vaine gloire de pouvoir produire quelque chose de nouveau. La seule innovation qui ait fixé l'attention des accoucheurs, et qui rende le forceps précieux aux yeux de tous les praticiens éclairés, a été faite, en 1751, par le célèbre LEVRET. Cet habile accoucheur de Paris ajouta à la courbure des cuillers, qui s'adapte à la forme de la tête du fœtus, la courbure latérale, ou ce qu'on a appelé la *nouvelle courbure* (1), qui s'accommode aux deux axes du bassin, et par laquelle on évite presque toujours la déchirure du périnée, accident des plus fâcheux. — L'augmentation de longueur des cuillers, faite d'abord, en 1733, par DUSÉE, chirurgien accoucheur à Paris, et portée, en 1735, par CHAPMAN, accoucheur anglais, jusqu'à 9 pouces (24 centimètres et demi environ) fut encore assez importante, puisqu'elle fournit, en 1769, au précurseur et au maître de BAUDELOCQUE (SOLAYRÈS DE RENHAC, accoucheur français) l'occasion de mettre en pratique pour la première

(1) *Suite des Observations sur les causes et les accidents de plusieurs accouchements laborieux*; Paris, 1751. — Quelques accoucheurs prétendent que SMELLIE, médecin et accoucheur à Londres, imagina en même temps que LEVRET la nouvelle courbure. Cela est possible; mais il ne la rendit publique qu'en 1752 (*A treatise on the theory and practice of midwiferi*; London, 1752, in 8.° — Traduit en français par PRÉVILLE; Paris, 1771), tandis que ce dernier en fit part à l'Académie de chirurgie de Paris en 1747 (LEVRET, *ouvrage cité, réponse à* BOEHMER, p. 163).

fois l'heureuse idée de **Smellie**, en appliquant le forceps sur la tête du fœtus placée au-dessus du détroit supérieur (1). Quant au reste, l'histoire de la mécanique obstétricale n'offre que de nombreuses et presque insignifiantes modifications, apportées aux manches ou à l'articulation du forceps, et qu'il n'est pas nécessaire de détailler ici.

Mais tous les forceps présentaient l'inconvénient majeur d'obliger à décroiser les branches pour les articuler facilement, lorsqu'on avait introduit la branche femelle avant la branche mâle. Il n'y avait qu'un seul moyen d'éviter cette manœuvre; c'était d'imaginer un forceps dont les branches pussent toujours s'articuler avec facilité, quelle que fût celle que l'on eût introduite la première. Depuis longues années la solution de ce problème occupait vivement l'attention des accoucheurs et exerçait la sagacité des fabricants d'instruments de chirurgie, qui avaient fait, surtout dans ces derniers temps, tous leurs efforts pour le résoudre, preuve incontestable de son utilité. Mais toutes ces tentatives, après avoir laissé un instant entrevoir le succès, n'ont abouti en définitive qu'à une déception. Je dois encore ajouter que M. Charrière, fabricant d'instruments de chirurgie à Paris, après avoir fait aussi de pareils essais avec un accoucheur de cette ville, n'a pas été plus heureux que tous les autres, comme il l'a avoué lui-même à MM. les professeurs **Moreau**, **Capuron**, **Lenoir**, **Cazeaux**, et à d'autres accoucheurs et chirurgien distingués, sans vouloir pourtant faire connaître ses es-

(1) **Baudelocqe**, *Art des accouchements*, t. II, p. 29, 4.e édit. Paris.

saïs malheureux. Ce fait est trop éloquent pour que j'aie besoin d'ajouter autre chose à ce sujet.

On croirait difficilement que, dans plus d'une centaine d'espèces de forceps connues, il ne s'en trouve qu'une seule imaginée dans le but de prévenir le décroisement des branches : c'est celle qu'a présentée M. le docteur Tureaud, de la Nouvelle-Orléans, à l'Académie de médecine de Paris, dans sa séance du 20 juin 1843. On trouvera dans une dissertation sur le forceps, publiée par Rist, et qui n'est en partie qu'une traduction abrégée de l'ouvrage de Mulder, accoucheur hollandais (1), tous les détails désirables sur les nombreuses espèces de forceps, depuis son origine, tant sur les espèces mentionnées par Mulder, que sur celles qu'a oubliées Schlegel son traducteur, et sur celles qui ont été inventées depuis; c'est-à-dire de 1798 jusqu'en 1818. On pourra consulter encore quelques brochures et journaux de médecine d'une date plus récente, qui contiennent la description des forceps imaginés depuis la publication du travail de Rist (2).

Voici, du reste, en peu de mots en quoi consiste le forceps de M. Tureaud. — Chacune des branches est mâle et femelle tout à la fois, et offre par conséquent un pivot et une mortaise, qui sont séparés l'un de l'autre par plus

(1) *Historia litteraria et critica forcipum et vectium obstetriciorum*; Leyde, 1794, in 8°, fig. — Traduit en allemand, avec des additions, sous ce tire : *Joh. Mulder, etc. Litterärische und Kritische Geschichte der Zangen und Hebel. etc.*; von Joh. Willh. Schlegel. Leipzig, 1798, in-8°, mit Kpf. und Tab.

(2) *Essai historique et critique sur le forceps*; Thèse de Strasbourg, décembre 1818.

de 22 lignes et demie (5 centimètres). Chacune d'elle est en outre coudée au niveau de l'articulation, de manière que l'une peut alternativement passer sur l'autre sans que le parallélisme des cuillers soit altéré dans aucun sens. Ce mode de double articulation fait que la branche placée au-dessus ou en avant de l'autre est toujour femelle, et s'articule facilement avec la branche mâle. Si par exemple les deux branches sont réunies par l'articulation la plus voisine des cuillers, que l'auteur appelle *première articulation* , la branche mâle sera représentée par la branche gauche; si l'on se sert, au contraire, de l'articulation la plus rapprochée des crochets, à laquelle il donne le nom de *seconde articulation*, la branche gauche sera femelle (1).

Sans doute ce premier essai n'est pas à l'abri de toute critique; mais on peut dire qu'il est supérieur à tous ceux qui ont précédé, et sur lesquels on gardait le plus grand secret. L'auteur americain ne s'est pas fait illusion sur les inconvénients que son forceps présente (2), et ils ont été aussi constatés par le professeur CAPURON chargé à cette époque d'examiner l'instrument, et de faire le rapport (3). On peut résumer ces inconvénients en quelques mots. Les deux articulations alternatives, et assez distantes l'une de l'autre, rendent d'abord le forceps en question très difforme; en outre, la première peut blesser la femme, sur-

(1) *Archives générales de médecine,* p. 467 , avril 1843 ; Paris.
(2) *Journal cité,* p. 467 et 468, avril 1843; Paris.
(3) *Bulletin de l'Académie de médecine*, p. 1138; Paris, 1843.

tout aux parties génitales externes, et rend difficile l'application de l'instrument dans les cas où il faut l'employer profondément avant que la tête du fœtus ait franchi le détroit supérieur. De plus, le grand et le petit diamètre des cuillers sont alors diminués de 4 lignes et demie (1 centimètre), et si l'on place entre elles une tête ordinaire de fœtus, l'écartement des manches près des crochets est de 4 pouces et demi environ (12 centimètres), et de 3 pouces environ (8 centimètres) vers leur milieu; ce qui oblige à les entourer d'une serviette ou d'un mouchoir pour faciliter l'opération. — Ce sont ces inconvénients qui ont précisément empêché de préférer le FORCEPS TUREAUD à l'ancien, et qui ont fait avouer à son auteur qu'il *espérait les corriger et peut-être les faire disparaître dans de nouveaux essais* (1). Mais il n'a pu ni les faire disparaître ni même les corriger, et je ne sache pas que ce forceps ait été employé jusqu'à présent par aucun accoucheur, ni par son inventeur lui-même. Il ne reste donc de ce premier essai que le seul souvenir.

C'est après ces tentatives infructueuses que me prévalant d'une longue expérience et d'études spéciales faites à ce sujet, j'ai cherché de mon côté à perfectionner un instrument d'une si grande importance dans l'art obstétrical. La chose ne fut pas si facile que je l'avais cru d'abord; mais enfin, à force de zèle et de persévérance, et après un grand nombre d'essais très-difficiles pour moi, et

(1) *Archives générales de médecine*, p. 468, avril 1843; Paris.

faits pendant neuf mois avec les seuls métaux que je pouvais façonner aisément moi-même, je suis arrivé à résoudre d'une manière applicable à la pratique ce problème d'obstétrique, savoir; de faire éviter, sans aucune complication mécanique, le décroisement des branches dans tous les cas d'accouchements où il a été jusqu'à présent inévitable. Ainsi je crois pouvoir maintenant poser comme une des règles générales de l'application du forceps, qu'*il est toujours indifférent d'introduire en premier lieu l'une ou l'autre des branches, quelle que soit la position de la tête; et si l'application de la branche introduite d'abord gênait l'introduction de la seconde, on pourrait, comme ont coutume de le faire presque tous les accoucheurs, retirer celle-là pour faire place à celle-ci, sans que cette manœuvre nécessitât le décroisement, comme cela a lieu avec les anciens forceps.* Ces avantages, confirmés par la pratique, sont dus à un nouveau système de construction du forceps, appelé *à double pivot* (1) pour la raison que j'expliquerai ci-après, et qui permet d'articuler toujours, avec facilité et sans aucun dérangement, les deux branches, quelle que soit d'ailleurs celle qui ait été introduite la première.

(1) Ce forceps qui a été construit, d'après mes premiers essais, par M. Lüer, se vend à Paris de 28 à 30 francs chez ce fabricant d'instruments de chirurgie (*Rue et Place de l'École-de-Médecine*, 19), chez M. Charrière (*Rue de l'École-de-Médecine*, 6), et chez les principaux couteliers de cette ville. A Naples il est construit surtout par les sieurs Antoine Gallo (*Largo del Castello*, 6), et François Sarmientos, surnommé *Le Turc* (*Vico cinque Santi*, 55), ainsi que par d'autres fabricants d'instruments de chirurgie, et se vend de 7 à 8 ducats.

On peut dire que le forceps à double pivot est à peu-près le même que celui qu'on emploie le plus ordinairement dans la pratique obstétricale; c'est-à-dire celui de Levret, adopté par Baudelocque qui en avait un peu augmenté la longueur, et modifié par Antoine Dubois, le seul que j'ai vu en usage à l'Hospice de la Maternité à Paris (*Maison d'accouchements*), et à la Clinique d'accouchements de cette ville. Il présente la même longueur, les mêmes courbures, presque le même mode d'articulation, et la donnée que l'une des branches doit être *mâle* ou *à pivot*, et l'autre *femelle* ou *à mortaise*, ou bien *à échancrure*, y est religieusement conservée. Je ferai remarquer seulement qu'à l'endroit où les branches se croisent pour s'articuler, chacune doit être évidée, quand on préfère l'articulation française qui tient du pivot et de la mortaise, à la partie antérieure et dans la moitié de son épaisseur (fig. 1, *a*, *b*; et fig. 2, *c*, *d*), afin qu'en faisant passer celle qui est inférieure sur la supérieure, et *vice versâ*, les cuillers se correspondent parfaitement. Le pivot, en outre, quelle que soit sa forme, est toujours mobile et double sur un seul axe; c'est-à-dire proéminent non-seulement à la partie supérieure de la branche qui doit le porter, comme dans les anciens forceps, mais encore à la partie inférieure (fig. 1, *c*, *f*; et fig. 6, *m*, *p*); de là le nom de *forceps à double pivot*, qu'on peut distinguer en *supérieur* et en *inférieur*. De cette manière, il permet à la branche femelle de s'articuler très-facilement avec la branche mâle, lorsque celle-là est au dessous ou en arrière de celle-ci.

Parmi les différents moyens d'union des deux branches imaginés par les accoucheurs anciens et modernes, j'ai donné la préférence à ceux qui sont le plus usités; c'est-à-dire à l'articulation qui tient du pivot et de la mortaise, et qu'on appelle *française* (fig. 1, *c*, *f*; et fig. 2, *c*. *d*), parce qu'elle est généralement en usage en France, et à l'articulation qui tient du pivot et de l'échancrure, et qu'on nomme *allemande* (fig. 6, *m*, *p*; et fig. 7, *z*, *y*), parce qu'elle est adoptée par tous les accoucheurs allemands. L'articulation proposée pour la première fois en 1805 par Brünninghausen, chirurgien-accoucheur à Wurtzbourg (1), et adoptée avec des modifications dans ces derniers temps par le professeur de Heidelberg, M. Naegelé, ou celle qui a été inventée en 1812 par le professeur Siebold, de Wurtzbourg (2), tiennent toutes deux du pivot et de l'échancrure. Ce mode de jonction des branches, ou *articulation allemande*, quelle que soit sa forme, peut très-facilement être employé dans mon forceps (fig. 4, *a*, *t*; et fig. 9, *a*, *t*), comme je l'ai déjà fait connaître de la manière la plus précise, dans le petit travail présenté à l'Académie de médecine de Paris, dans la séance du 14 novembre 1843. Avec ce travail j'avais présenté aussi à la même Académie un modèle de mon forçeps à double pivot avec l'articulation alleman-

(1) *Über die Extirpation der Balgeschwülste am Halse, etc., nebst einem Anhange über die verbesserte Geburtszange.* Würtzburg, 1805, mit einem Kupfer.

(2) *Kritik einiger Geburtszangen, nebst Beschreibung, Abdildung und Kritik der von ihm verbesserten.* In ej. Lucina. Bd. 1, Hft. 2, p. 206.

de, d'après lequel on a dessiné ensuite la fig. 4 de la première édition de cet opuscule, ainsi qu'on l'a reproduite dans cette nouvelle édition. Je rappelerai encore ici que, dans le cas où l'on aime mieux ce dernier mode d'articulation, l'évidement des branches, à l'endroit où elles se croisent pour s'articuler, doit être prolongé et aller en diminuant vers les cuillers, afin de faciliter l'articulation des branches. On peut encore, dans ce cas, faire à moins d'évider les branches à la partie antérieure de leur articulation, afin de les rendre plus solides et en même temps plus élégantes, comme cela se pratique aujourd'hui par tous les fabricants d'instruments de chirurgie. Enfin, l'échancrure pour le forceps à double pivot pourra être un peu évidée en forme circulaire, et ce léger évidement sera fait non-seulement en haut à la partie antérieure de la branche qui le porte, comme on le voit d'après la fig. 8, x, mais encore en bas à la partie postérieure, selon le modèle de la fig. 7, z, y. Cet évidement ne servira qu'à faire correspondre toujours exactement les deux branches dans leur articulation.

Le double pivot seul, soit avec la mortaise, soit avec l'échancrure, aurait suffi pour faire éviter de la manière la plus simple le décroisement des branches. Mais, par suite de ce double pivot même, les deux manches avaient perdu quelque chose de leur régularité; c'est-à-dire qu'ils ne se trouvaient plus sur le même plan. Quoique je fusse bien convaincu, après un grand nombre d'expériences auxquelles plusieurs confrères ont assisté, que ce défaut de régularité ne pouvait, sous aucun rapport, être nuisible dans les applications du forceps, et qu'il n'empêchait pas les cuillers de conserver une force égale, cependant j'ai encore voulu le faire disparaître, dans le but unique de rendre l'instrument plus élégant. A cet effet j'ai placé, un peu en-deçà de la mortaise ou de l'échancrure de la branche femelle (fig. 2 et 7 *n*, *o*), une *charnière très-solide*, qu'on peut indistinctement faire construire selon le modèle des figures qui la représentent (fig. 5, *o*, *n*; et fig. 8, *v*, *u*). Elle doit encore être *bien fixée* par un clou et non pas par une vis, car celle-ci s'use très-facilement. Au moyen de cette charnière, le manche qui la porte peut, lorsqu'il dépasse le niveau de l'autre manche, s'abaisser pour se trouver sur le même plan, et s'élever, au contraire, pour la même raison lorsqu'il se trouve au-dessous, comme il arrive quand on fait passer la branche femelle sur la mâle (fig. 4, *l*, *m*), ou bien la branche mâle sur la femelle (fig. 3, *s*, *r*). Toutefois il faut bien recommander aux fabricants du forceps à double pivot, que la charnière soit non-seulement *très-solide*, comme je viens de le dire, afin qu'elle ne se brise pas, mais encore *très-fixée* par son clou (fig. 5, *s*; et fig. 8, *s*), afin que dans l'application de la branche femelle qui la porte, le manche ne s'abaisse, ni ne s'élève très-facilement, ce qui contrarierait un peu l'accoucheur, sans le gêner ou le déranger nullement dans son opération instrumentale.

Ces perfectionnements du forceps ne changent point le parallélisme des cuillers suivant leur grand ou leur petit diamètre, comme cela arrivait avec le forceps Tureaud. L'articulation, toujours très-facile, présente toutes le conditions nécessaires des forceps ordinaires, et les manches conservent leur régularité, à cause de la charnière. Comme quelques forceps, à l'exemple de celui d'Antoine Dubois, portent encore aujourd'hui, à l'extrémité des manches, dans une olive vissée, un perce-crâne ou perforateur d'un côté (fig. 2, *v*), et un crochet aigu de l'autre (fig. 1, *x*), rien n'empêche de faire ces additions au nouveau forceps. Je dirai cependant qu'il faut préférer avec la plupart des accoucheurs, le forceps sans perforateur, et surtout sans crochet aigu, qui doit, au dire de M. le professeur Paul Dubois, être banni autant que possible de la pratique des accouchements; car il n'a pas une grande prise sur le fœtus, lorsqu'on veut s'en servir, et son usage peut être suivi des désordres les plus graves, qu'il n'est que trop souvent impossible d'éviter. Enfin, quoique j'attache peu de prix au brisement des branches, qu'on a imaginé (1), car il importe peu de porter un instrument dans un étui plus ou moins long, cependant, si on lui donnait la préférence, on pourrait encore l'ajouter au forceps à double pivot, un peu au-delà de son articulation.

Quant au forceps de Smellie, que les accoucheurs anglais emploient le plus souvent pour les cas d'accouchements ordinaires, et qui est à double *entablure* ou *enco-*

(1) Colombat, *Forceps brisé à charnière*. Dans le *Bulletin des sciences médicales*, p. 447; Paris, 1829.— Il ne faut pas confondre la charnière du brisement des branches avec la nouvelle charnière de mon forceps.

chure et avec les manches en bois, je dirai que pour arriver aussi à éviter dans ce forceps le décroisement des branches, il faudrait se décider à le faire construire sur le nouveau système, dont je viens de donner une idée, et avec des manches en acier et non en bois, à cause de la charnière qui doit être placée sur le manche de la branche femelle. L'absence des manches en bois, ainsi que leur forme, est assez indifférente pour le but qu'on se propose en se servant du forceps, et il ne faut pas attacher de prix aux modifications qu'on leur a fait subir, et qui sont plutôt relatives à la commodité de l'opérateur qu'à l'utilité réelle. Mais, comme l'application de ce forceps ne peut convenir que lorsque la tête du fœtus est dans l'excavation du bassin, ou bien quand elle a commencé à franchir le détroit inférieur, je laisse aux accoucheurs anglais tout le mérite d'apporter à leur instrument les modifications qu'ils croiront nécessaires.

Persuadé que l'utilité d'un instrument est toujours en raison de son degré de perfection, j'ai tout lieu d'espérer que *le forceps à double pivot, destiné surtout à prévenir la manœvre du décroisement des branches*, et qui réunit *toutes* les conditions de *simplicité* et de *solidité* des anciens forceps, aura tous les avantages désirables sur ceux qui ont été employés jusqu'à ces derniers temps, comme il paraît déjà bien confirmé par la pratique et par la préférence que lui donnent les accoucheurs les plus éclairés de nos jours.

OBSERVATIONS PRATIQUES

SUR L'APPLICATION DU

FORCEPS A DOUBLE PIVOT.

Après avoir signalé les avantages que le forceps à double pivot présente par sa simplicité et par sa supériorité sur les anciens instruments du même genre, il ne reste plus qu'à en fournir les preuves qui sont fondées, comme je l'ai dit, sur des observations pratiques.

OBSERVATION I. — *Lenteur du travail par inaction de l'utérus, position occipito-iliaque gauche antérieure, mort du fœtus pendant le travail, application du* forceps à double pivot, *terminaison heureuse pour la mère* ; par le docteur J. GARUFI, chirurgien de l'Hôpital civil de Messine (Sicile).

Cet habile chirurgien-accoucheur a fait le premier l'application du forceps à double pivot, dès 1845, et parmi ses nombreuses observations il a publié seulement les deux suivantes, qui ont été l'objet d'un article assez intéressant sur les avantages de cet instrument.

« Madame Marie Parisi, de Cataratte, petit village près de Messine, âgée de vingt-cinq ans, d'une constitution très-forte, primipare et à terme, éprouve les premières douleurs de l'accouchement, le 15 mai 1847. Le 16,

4

la poche des eaux est rompue sous l'influence de très fortes contractions utérines, et comme dans la journée du 18 l'accouchement ne pouvait pas se terminer spontanément on m'envoya demander.

» Après avoir constaté par l'auscultation médiate la mort du fœtus, et par le toucher la présentation du sommet, je reconnus ensuite, bien qu'une tumeur séro-sanguine du cuir chevelu masquât les caractères de la position, que la tête était dans la position diagonale *occipito-iliaque gauche antérieure* (occipito-cotyloïdienne gauche de tous les auteurs). L'eau de l'amnios s'écoulait encore; mais l'issue du méconium confirmait davantage la mort du fœtus.

» La femme était tellement épuisée par ses souffrances qu'on aurait dit qu'elle allait mourir. Je m'empressai alors d'extraire le fœtus à l'aide du *forceps Tarsitani ;* mais la tête étant dans la position diagonale *occipito-iliaque gauche antérieure*, il me fallut introduire d'abord la branche femelle, selon le conseil donné, notamment par Madame Lachapelle ; parce que la branche qui doit être en avant du bassin est la plus difficile à appliquer. Puis, sans éprouver de difficultés, je plaçai la branche mâle en arrière du bassin et sur la branche femelle, en la portant contre la symphyse sacro-iliaque gauche. N'étant pas forcé à l'aide du *forceps Tarsitani* de décroiser les deux branches introduites, pour les articuler, j'engageai alors le *pivot inférieur* de la branche mâle dans la mortaise de l'autre, et en portant doucement le forceps de gauche à droite, je fis compléter à la tête son mouvement de rotation. Celle-ci se trouvant alors placée dans la position occipito-antérieure, je pus faire très-facilement l'extraction complète du fœtus.

» Chez cette femme, il y eut un accident fâcheux, dû non seulement au volume extraordinaire de la tête de l'enfant, restée très-longtemps arrêtée au détroit inférieur, mais encore à de très-fortes contractions utérines, augmentées évidemment par une grande quantité de seigle ergoté qu'on lui avait donné. Cependant elle ne tarda pas à se rétablir. » (Extrait de l'*Esculapio napoletano*, juillet 1847; Naples.)

Observation II. — *Position secondaire occipito-pubienne, inertie de l'utérus, application du* forceps *Tarsitani, terminaison heureuse pour la mère et pour l'enfant*; par le docteur J. Garufi.

« La nommée Françoise Raffa, de Cataratte, âgée de vingt-deux ans, primipare, d'une constitution médiocrement forte, est prise de douleurs pour accoucher, le 18 mai 1847. Le travail marche avec lenteur, et le 20, l'accouchement ne pouvant pas se terminer naturellement, on m'envoie chercher.

» Les battements du cœur du fœtus s'entendent un peu affaiblis; l'enfant se présente par le sommet dans la position secondaire *occipito-pubienne*. Il y a inertie de l'utérus, quoiqu'on ait donné du seigle ergoté, et la tête n'a pu exécuter son mouvement d'extension, à cause de la résistance des parties génitales externes. Ces circonstances me décident à faire l'application du *forceps Tarsitani*, et sans aucune difficulté j'applique cet instrument, et je l'articule très-facilement. L'enfant, bien conformé et à terme, est extrait vivant, et ne présente aucune trace de lésion traumatique. La mère a cependant une très-petite déchirure du périnée; mais cet accident est sans conséquence. » (Extrait du même journal, *L'Esculapio napoletano*, juillet 1847; Naples.)

Observation III. — *Travail prolongé par inaction de l'utérus, position diagonale occipito-iliaque droite antérieure, essais d'extraction de l'enfant par le forceps ordinaire, application du* forceps à double pivot, *terminaison heureuse pour la mère et pour l'enfant;* par l'auteur.

Le 23 décembre au soir, 1847, je fus appelé dans la rue de Chiaia pour accoucher une dame française, Julie de B...., âgée de trente ans, d'une bonne constitution, arrivée presqu'au terme de sa troisième grossesse, et en travail depuis trente-six heures. La malade, après avoir pris 1 gros environ (72 grains) de seigle ergoté, qui avait provoqué quelques contractions vives, n'avait pas pu accoucher spontanément, et l'utérus était tombé dans l'inertie. Le chirurgien qui l'assistait, M. le docteur Alphonse B......, ayant reconnu l'opportunité d'extraire le fœtus à l'aide du forceps, avait introduit les branches de cet instrument avec beaucoup de peine, et comme les efforts qu'il faisait pour les articuler l'avaient assez fatigué, je pris sa place; mais je me vis dans la nécessité de retirer aussitôt le forceps.

Madame de B...était très-souffrante, et bien qu'effrayée des essais faits pour extraire son enfant à l'aide du forceps ordinaire, elle ne me demandait qu'à être accouchée à tout prix. L'ayant d'abord rassurée sur ses craintes, et voyant qu'il n'y avait pas de contractions utérines, que beaucoup de sang commençait à s'écouler, et que les bruits du cœur de l'enfant étaient très-faibles et rares, je ne crus pas devoir temporiser plus longtemps, et j'employai aussitôt mon *forceps à double pivot*. La tête était dans la position diagonale *occipito-iliaque droite antérieure* (occipito-cotyloïdienne droite), et placée de telle manière que la branche mâle introduite la première avait été appliquée avec beaucoup de peine, ainsi que la branche femelle, à cause de quelques difficultés dont on ne pouvait pas se rendre parfaitement compte. L'articulation des branches était gênée par la mauvaise position dans laquelle elles se trouvaient, et ne pouvant pas faire d'efforts pour les articuler, dans la crainte de causer quelques lésions traumatiques sur la mère ou sur l'enfant, je préferai retirer les branches dans la même direction qu'elles avaient été introduites, et je commençai par placer la branche femelle avant la branche mâle. Ce changement fut pratiqué sans que la femme fît entendre aucune plainte, et la branche femelle se trouvant alors placée au-dessous ou en arrière de la branche mâle, a pu s'articuler avec l'autre à l'aide du *pivot inférieur* et sans avoir recours au décroisement, comme j'aurais été *forcé* de le pratiquer, si je m'étais servi d'un forceps ordinaire. De fortes tractions, aidées par des efforts de la part de la femme, propres à seconder l'action de l'utérus, furent nécessaires pour l'extraction complète de l'enfant (une fille) qui se présenta sous des formes plus volumineuses qu'on ne le voit ordinairement; elle pesait plus de huit livres. Cette enfant naquit dans un état d'asphyxie qui faisait bien craindre pour sa vie ; mais à l'aide du *tube laryngien de* CHAUSSIER, et par l'emploi des moyens ordinaires, la respiration se rétablit complétement. Les suites des couches ne présentèrent rien de particulier ; mais la femme se rétablit lentement et seulement après quelques semaines.

OBSERVATION IV. — « M. le docteur D'AVANZO, de Naples, a publié une observation sur l'application du forceps, faite avec le professeur CHIARI à la fin de février 1848, sur une dame dont le bassin avait présenté une dépression d'avant en arrière des branches descendante du pubis et ascendante de l'ischion du côté droit. Ce vice de conformation du bassin était la cause de toutes les lenteurs du travail, malgré l'énergie des contractions de l'utérus, d'où la nécessité de recourir à l'art pour extraire l'enfant. C'est dans ce cas que M. D'AVANZO a signalé l'opportunité d'appliquer le *forceps à double pivot* (p. 11), à cause des grandes difficultés qu'il a éprouvées en plaçant la branche femelle après la branche mâle, et en voulant articuler les deux branches ainsi placées. Il avoue que si dans cette occasion il avait eu à sa disposition le *forceps à double pivot* de M. Tarsitani, il l'aurait bien volontiers employé, étant sûr des avantages réels de cet instrument, surtout dans les cas où l'on est *forcé* d'introduire la branche femelle avant la branche mâle. » (Résumé de l'observation publiée dans le *Filiatre-Sebezio*, *giornale delle scienze mediche*, novembre 1849 ; Naples.)

Observation V, VI et VII. — En 1850 et 1851, M. le docteur Leuzzi, chirurgien-accoucheur, appliqua, dans trois cas différents de présentation du sommet, le *forceps à double pivot*, et il est à regretter qu'il n'ait pas publié ses observations, comme il l'avait promis. Cependant, on peut dire d'après les notes qu'il a bien voulu me communiquer, que la plus remarquable de toutes ses observations est celle qu'il fit sur une femme qui était en travail depuis trois jours, et chez laquelle il y avait inertie de l'utérus: la tête de l'enfant était dans la position diagonale *occipito-iliaque droite antérieure* et tout-à-fait arrêtée au détroit inférieur; on sentait le cordon ombilical fortement entortillé autour de son cou. Après avoir employé tous les moyens ordinaires dans l'espoir de terminer spontanément cet accouchement, il fut forcé à la fin d'extraire l'enfant à l'aide du forceps. Cette opération, pratiquée le 29 janvier 1851 avec le *forceps à double pivot*, fut très-heureuse pour la mère et pour l'enfant. — Une autre application du *forceps à double pivot*, et qui n'est pas moins remarquable, fut pratiquée le soir du

3 mars de la même année, sur une femme âgée de quarante-cinq ans, primipare et en travail depuis deux jours. (La position n'est pas indiquée dans la note qu'il a bien voulu me communiquer à ce sujet.) Le succès le plus complet a été obtenu par l'opérateur en faveur de la mère et de l'enfant. — Enfin, M. le docteur Leuzzi est arrivé par ses observations aux mêmes conclusions pratiques signalées par tous le autres accoucheurs qui se sont servi du *forceps à double pivot* ; c'est-à-dire que dans tous les cas d'accouchements où il a fallu employer ce forceps, l'enfant a été amené toujours vivant, et qu'il n'y a jamais eu la moindre lésion traumatique soit sur la mére, soit sur l'enfant.

Observation VIII. — *Lenteur du travail*, *inertie de l'utérus, position diagonale occipito-iliaque postérieure, application du* forceps à double pivot, *terminaison heureuse pour la mère et pour l'enfant*; par l'auteur.

« Madame Marie Rechthaller, née Storf, de Rome, demeurant rue Ste-Brigitte, âgée de vingt-sept ans, d'une constitution médiocre, d'un tempérament sanguin, enceinte pour la quatrième fois, et parvenue au terme de sa grossesse, fut prise, dans la matinée du 18 avril 1849, des premières douleurs de l'enfantement. Les membranes s'étant rompues naturellement, vingt-quatre heures après le début du travail, c'est-à-dire le lendemain matin, 19 avril, la femme se livra, pendant longtemps, à de grands efforts expulsifs, qui n'eurent d'autre résultat que de la fatiguer. Bientôt les contractions utérines cessèrent, et la sage-femme(Marie-Antoine Esposito) croyant alors que le fœtus était mort, fit pratiquer une saignée, dans le but, disait-elle, de voir ainsi terminer l'accouchement. Mais la femme épuisée par les longues souffrances et impatientée encore des sots conseils de la sage-femme , pria son mari (M. François-Xavier Rechthaller) d' appeler un accoucheur. On m' envoya alors demander: c' était dans la soirée du 19 avril.

» Le col de l'utérus étant complétement dilaté, je constatai par le toucher une présentation du sommet en position *occipito-iliaque droite postérieure.* La vulve était très-engorgée, très-rouge et dans une espèce de prolapsus à cause des tâtonnements et des manœuvres pratiquées par la sage-femme sans aucun but déterminé. — Après avoir entendu par l' auscultation médiate que les battements du cœur du fœtus étaient tantôt faibles et fréquents et tantôt faibles et lents, je fus aussitôt convaincu qu'il était très-souffrant à cause du travail très-long et très-pénible.

» La matrice étant dans l'inertie, il n'était pas possible d' exciter les contractions utérines soit par l'ergot de seigle employé, pendant cinq heures, en lavements par suite des vomissements que la femme éprouvait, soit par un bain entier chaud (26° R.), soit par les autres moyens ordinaires. Il fallait donc se décider à appliquer le forceps, et je commençai cette opération à 1 heure de matin du 20 avril. Mais, comme la tête était dans la position diagonale *occipito-iliaque droite postérieure* , j'introduisis d'abord la branche mâle qui devait être en avant du bassin, et sur elle je plaçai ensuite la branche à pivot en arrière du bassin même, sans la moindre difficulté et sans être *forcé* de les décroiser pour les articuler facilement. Mais l'occiput étant en arrière et à droite, je ramenai le front, qui était à gauche et en avant, sous les pubis par un mouvement de rotation, entièrement opposé à celui qui a lieu dans l'expulsion spontanée. Enfin, je dégageai le tête en tirant d'abord, puis en élevant, et en abaissant légèrement pour faire sortir en premier lieu le front et la face au-dessous des pubis, comme en occipito-postérieure.

» L'enfant fut extrait vivant, quoique un peu faible et souffrant, sans que sa tête présentât aucune traee de lésion causée par les cuillers du forceps. Mais le troisième jour après l'accouchement, il fut pris d'une forte constipation ventrale accompagnée de convulsions; et malgré un traitement actif et énergique on a eu le regret de le voir expirer. — La femme était arrivée au dix-septième jour de ses couches sans aucun accident fâcheux, comme eut lieu de l'observer M. le docteur Brandeis. Cependant des erreurs dans le régime et des émotions trop vives ayant amené une metro-péritonite puerpérale, la malade ne fut rétablie entièrement qu'au bout de trois semaines, comme ont pu s'en assurer M. le professeur Etienne Trinchera, qui avait été appelé en consultation, et M. le docteur François Guarini, qui avait vu quelquefois la malade. (Résumé de l'observation publiée dans le journal cité, *Il Filiatre-Sebezio*, novembre 1843; Naples.)

ACADÉMIE DE MÉDECINE DE PARIS,

SÉANCE DU 16 AVRIL 1844.

RAPPORT

SUR LE FORCEPS A DOUBLE PIVOT, PRÉSENTÉ A L'ACADÉMIE

Par le Docteur TARSITANI.

EXTRAIT

DU RÈGLEMENT DE L'ACADÉMIE DE MÉDECINE DE PARIS.

« Art. 28. *Les copies et les extraits des rapports peuvent être délivrés aux parties intéressées, lorsque l'Académie le juge convenable; mais sous la condition expresse qu'il n'y sera jamais fait d'altération ou de retranchement d'aucun genre.* »

Le Secrétaire perpétuel de l'Académie.
Signé E. PARISET.

L'Académie de médecine de Paris, dans sa séance du 16 avril 1844, a mis aux voix et *adopté* le rapport suivant, avec ses conclusions, lu par le professeur CAPURON, qui a voulu réunir toutes les considérations sur le *forceps à double pivot* dans ce peu de mots :

« C'ÉTAIT LÀ PRÉCISEMENT LE VÉRITABLE MOT DE L'ÉNIGME QU'IL FALLAIT TROUVER : »

MESSIEURS,

« J'ai été nommé commissaire pour examiner une note adressée à M. le président de l'Académie (*) par le docteur TARSITANI, de Naples, membre de plusieurs socié-

(*) Séance du 14 novembre, 1843, Présidence de M. PAUL DUBOIS, *Bulletin de l'Académie de médecine*, t. IX, p. 185; Paris, 1843-1844.

tés savantes, nationales et étrangères, avec un forceps de son invention, destiné surtout à prévenir le décroisement des branches. Voici le résultat de mon examen.

» Le docteur Tarsitani, à l' exemple de tous les accoucheurs, s'élève d'abord contre le décroisement des branches du forceps, qu'il regarde avec raison comme une opération ou une manœuvre difficile, même dangereuse pour la mère et pour l' enfant. Il en signale ensuite les causes, qu' il réduit à la mauvaise application des branches, d'où résulte un *croisement vicieux* qui en empêche l'articulation convenable, et amène la nécessité de les décroiser. Enfin il rappelle la règle établie par les accoucheurs pour éviter cette *fausse* manœuvre, règle qui consiste à introduire toujours la branche mâle ou à pivot la première, excepté dans les cas où la tête de l'enfant présente l'occiput à la cavité cotyloïde et à la fosse iliaque gauche du bassin.

« Mais, quelque précise et sûre que soit cette règle générale, le docteur Tarsitani n' ignore pas que la pratique offre *souvent* des cas où il n'est pas facile, même possible de s'y conformer. Il ne voit donc qu'un seul moyen de prévenir le décroisement des branches du forceps; c'est d'en *imaginer un dont les branches puissent s' articuler avec facilité, quelle que soit celle que l'on introduise la première.* Telle est la question, qui a beaucoup occupé, surtout dans ces derniers temps, les accoucheurs et les fabricants d' instruments de chirurgie. Cependant leurs efforts et leurs essais n'ont abouti qu'à quelques lueurs ou apparences de succès, et non à la solution complète du problème. Il n'y a, suivant le docteur Tarsitani, que le forceps présenté dernièrement à l'Académie de médecine par le docteur Tureaud, de la Nouvelle-Orléans, qui soit propre à prévenir le décroisement des branches. Mais, avec ce précieux avantage, il a des imperfections, qui n'ont point été méconnues de l'inventeur, et qui ont été remarquées et indiquées dans le rapport fait à l'Académie sur ce nouvel instrument (1). La principale consiste dans l'inégalité en longueur et en largeur de l'intervalle compris entre les cuillers, et dans l'écartement variable des manches, suivant que l' articulation du pivot avec la mortaise est en avant ou en arrière.

» Quoi qu'il en soit, le docteur Tarsitani a essayé de perfectionner le forceps de Tureaud et d'en corriger les défauts: c'est à quoi il croit être parvenu avec celui qu'il a présenté à l'Académie et qui a été fabriqué par le sieur Lüer, coutelier à Paris. Cet instrument n'est autre chose que le forceps de Levret, auquel il a fait subir une légère modification. Au lieu du simple pivot qui en distingue la branche mâle, il y en a deux, formés par la même tige prolongée au-dessous de cette branche. Par ce moyen, le forceps est d'une facile application; on en articule convenablement les branches, et on n'est jamais forcé de recourir au décroisement. Quelle qu'en soit, en effet, la branche qu'on introduise la première, la mortaise de la branche femelle répond toujours à l'un des pivots, supé-

(1) Voyez *Bulletin de l'Académie de médecine*, t. VIII, p. 1136; Paris, 1843.

rieur ou inférieur, de la branche mâle, et peut s'articuler avec elle, sans décroisement. Or, C'ÉTAIT LÀ PRÉCISEMENT LE VÉRITABLE MOT DE L'ÉNIGME QU'IL FALLAIT TROUVER.

» Le docteur TARSITANI fait observer en dernier lieu que la branche femelle de son forceps offre près de l'articulation une *charnière* presque invisible, qui permet de l'élever ou de l'abaisser pour la mettre de niveau avec l'autre branche: ce qui donne au manche de l'instrument une forme plus régulière.

» D'après toutes ces considérations, il est hors de doute que, par une simple modification du forceps de LEVRET, ce médecin a prévenu le décroisement des branches, comme le forceps de TUREAUD, sans avoir les imperfections de ce dernier. En effet, avec cette modification, l'intervalle des cuillers et l'écartement des branches demeurent invariables.

» Il résulte de là que le docteur TARSITANI a le mérite d'avoir ajouté au forceps une *perfection* qui facilite l'articulation de ses branches, sans en nécessiter le décroisement, *quelle que soit celle qu'on introduise la première*.

» Je propose donc:

1.° D'écrire une lettre de remerciements et d'éloges à M. le docteur TARSITANI;

2.° De placer son nom sur la liste des candidats au titre de membres correspondants étrangers. »

Signé CAPURON (*).

Présidence de M. le professeur PAUL DUBOIS.

(*) Voyez aussi *Bulletin de l'Académie de médecine*, t. IX, p. 757 759; Paris, 1843-1844.

ACADÉMIE DE L'INDUSTRIE FRANÇAISE.

PRÉSIDENCE DE M. LE DUC DE MONTMORENCY, PAIRE DE FRANCE,

SEANCE DU 23 MAI 1844.

« M. le docteur TARSITANI ayant remis sur le bureau un *Mémoire sur l'emploi de son forceps à double pivot*, et ayant annoncé qu'il comptait partir dans quelques semaines pour l'Italie, M. le président nomme d'office, séance tenante et par urgence, une commission spéciale, composée de MM. les docteurs DANIEL DE SAINT-ANTHOINE et MÈGE, de MM. SAINTE-FARE BONTEMPS et DALMONT, et de M. le Chevalier ETIENNE (1). »

RAPPORT

SUR LE FORCEPS A DOUBLE PIVOT, PRÉSENTÉ A L'ACADÉMIE ET INVENTÉ

Par le Docteur TARSITANI.

EXTRAIT

DES STATUTS CONSTITUTIFS DE L'ACADÉMIE DE L'INDUSTRIE FRANÇAISE.

« Art. 12. *Le secrétaire général peut ordonner communication, sans déplacement, des pièces déposées aux archives.* »

Le Secrétaire général de l'Académie

Signé Le général baron JUCHEREAU DE SAINT-DENYS.

(1) *Journal des travaux de l'Académie de l'Industrie française*, vol. XIV, p. 51; Paris, 1844.

L'Académie de l'Industrie française, dans sa séance du 6 juillet 1844, a mis aux voix et *adopté* le rapport suivant, avec ses conclusions, lu par le docteur DANIEL DE SAINT-ANTHOINE :

MESSIEURS,

« Ayant été chargé avec MM. le docteur MÈGE, membre de l'Académie de médecine de Paris, SAINTE-FARE BONTEMPS, DALMONT, et M. le Chevalier ETIENNE, d'examiner le *nouveau forceps* inventé par M. le docteur TARSITANI, de Naples, membre de notre Académie et de plusieurs autres sociétés savantes, nationales et étrangères, et de vous faire un rapport à ce sujet, voici le résultat de notre examen.

» Vous savez, Messieurs, que le forceps est sans contredit de tous les instruments qui doivent composer l'arsenal d'un accoucheur celui dont il se sert le plus fréquemment pour sauver dans des circonstances fâcheuses la mère et l'enfant.

» Une pratique de plusieurs années, tant en France qu'en Italie, ayant mis le docteur TARSITANI à même de reconnaître les inconvénients attachés à l'usage de cet instrument, il a cherché à les éviter en le perfectionnant.

» D'après les idées imparfaites et grossières données sur le forceps, en 1672, par CHAMBERLAYNE et ses deux fils, on a fait subir à cet instrument une foule de modifications dont la plupart ne sont pas d'un grand intérêt.

On pourrait dire que chaque accoucheur a voulu avoir son forceps en faisant une correction peu importante ou tout-à-fait inutile, quelquefois même nuisible, correction proposée sans but déterminé , et pour la vaine gloire d' inventer quelque chose de nouveau. La seule innovation qui ait fixé l'attention des accoucheurs, et qui rende le forceps précieux aux yeux de tous les praticiens, a été faite par Levret et Smellie, qui, en 1751 et 1752, ont courbé les cuillers de manière à les adapter à la forme de la partie à extraire et de celles qu' il faut traverser. L'augmentation de longueur des cuillers, faite d'abord en 1733 par Dusée , chirurgien-accoucheur à Paris , et portée en 1735 par Chapman , accoucheur anglais, jusqu'à 9 pouces, fut encore assez importante, puisqu'elle fournit en 1769 à Solayrès de Renhac, accoucheur français, l'occasion de mettre en pratique pour la première fois l' heureuse idée de Smellie en appliquant le forceps au-dessus du détroit supérieur. Quant au reste , l'histoire de la mécanique obstétricale n'offre que de très-nombreuses et insignifiantes modifications apportées aux manches ou à l'articulation.

» Mais ces forceps présentaient tous l'inconvénient majeur d'obliger à décroiser les branches pour les articuler facilement lorsqu' on avait introduit la branche femelle avant la branche mâle. Il n'y avait qu'un seul moyen d'éviter cette manœuvre, c'était d'imaginer un forceps dont les branches pussent toujours s' articuler avec facilité , quelle que fût celle introduite la première. Ce problème a occupé vivement l'attention des accoucheurs et exercé la sagacité des fabricants d'instruments de chirurgie, qui ont fait, surtout dant ces derniers temps , tous leurs efforts pour le résoudre. Mais chaque essai , après avoir laissé un instant entrevoir le succès, n'a abouti en définitive qu'à une déception.

» Jaloux cependant des progrès de l'art des accouchements et des manœuvres obstétricales , le docteur TARSITANI ne s'est pas laissé décourager par toutes ces tentatives infructueuses. Après un très-grand nombre d'essais faits avec des métaux qu'il pouvait façonner aisément lui-même, il est parvenu à résoudre d'une manière applicable à la pratique ce problème d'obstétrique , savoir : de faire éviter, sans aucune complication mécanique , le décroisement des branches dans tous les cas d'accouchements où il a été jusqu'à présent inévitable. Ces avantages sont dus à un nouveau système de construction du forceps, qui permet d'articuler toujours avec facilité et sans aucun dérangement les deux branches , quelle que soit d'ailleurs celle qui ait été introduite la première.

» Le forceps(1) qu'il propose est le même que celui qu'on emploie le plus ordinairement dans la pratique obstétricale, c'est-à-dire celui de LEVRET, modifié par A. DUBOIS. Il présente la même longueur , les mêmes courbures , le même mode d'articulation ; et la donnée que l'une des branches doit être mâle et l'autre femelle y est religieusement conservée. Il fait remarquer seulement qu'à l'en-

(1) Ce forceps se vend aujourd'hui chez les principaux couteliers de Paris.

droit où les branches se croisent pour s'articuler, chacune doit être évidée à la partie supérieure et dans la moitié de son épaisseur , afin qu' en faisant passer celle qui est inférieure sur la supérieure, et *vice-versâ*, les cuillers se correspondent parfaitement. Le pivot en outre est double sur un seul axe, c'est-à-dire proéminent non-seulement à la partie supérieure de la branche qui doit le porter, mais encore à la partie inférieure ; de cette manière il permet à la branche femelle de s'articuler très-facilement avec la branche mâle,lorsque celle-là est au-dessous ou en arrière de celle-ci . Parmi les différents moyens d'union des deux branches imaginés par les accoucheurs anciens et modernes , le docteur TARSITANI a donné la préférence à celui de pivot et de mortaise, qui est le plus usité. Mais si quelques accoucheurs aiment mieux l'articulation qui tient du pivot et de l'échancrure, ils peuvent encore l'employer dans son forceps. Enfin une charnière très-solide, placée en-deçà de la mortaise ou de l'échancrure de la branche femelle , permet à son manche de s'abaisser, lorsqu' il est levé, pour se mettre au même niveau que le manche de l' autre branche , et de s'élever, au contraire, pour la même raison , lorsqu'il est abaissé, comme il arrive quand on fait passer la branche droite sur la gauche, et *vice-versâ.*

» Ces perfectionnements ne changent nullement le parallélisme des cuillers , suivant leur grand ou leur petit diamètre. L'articulation , toujours très-facile , présente toutes les conditions nécessaires des forceps ordinaires , et les manches conservent leur régularité, à cause de la charnière. Comme quelques forceps portent encore aujourd'hui, à l'extrémité des manches, dans une olive vissée, un perce-crâne ou perforateur d'un côté, et un crochet aigu de l'autre, rien n'empêche de faire ces additions au nouveau forceps. Enfin, quoiqu'on attache peu de prix au brisement des branches, car il importe peu de porter un istrument dans un étui plus ou moins long, cependant, si on lui donne la préférence, on peut encore l'ajouter au forceps qu'il a imaginé.

» Persuadé que l'utilité d'un instrument est toujours en raison de son degré de perfection, j'ai tout lieu d'espérer que ce nouveau forceps, qui a pour but surtout de faire éviter la manœuvre du décroisement des branches, et qui réunit toutes les conditions de simplicité et de solidité des anciens forceps, aura un avantage notable sur tous ceux employés jusqu'à ce jour, et doit leur être préféré.

» En conséquence, nous croyons devoir vous proposer d'insérer ce rapport dans le journal de l'Académie, et de renvoyer le nom du docteur Tarsitani à la commission supérieure ».

Signés Mège, Sainte-Fare Bontemps,
Dalmont, le Chevalier Etienne,
Daniel de Saint-Anthoine, *Rapporteur*.

D'après ce rapport, l'Académie de l'industrie française, dans sa séance publique annuelle, tenue le 25 Août 1844 à l'Hôtel-de-Ville, à Paris, sous la présidence de M. LE DUC DE MONTMORENCY, paire de France, a décerné une grande Médaille d'Honneur en argent à M. le docteur TARSITANI, de Naples, pour son nouveau *forceps à double pivot* (1).

(1) Voir le *Journal des travaux de l' Académie de l' industrie française*, Vol. XIV, p. 98; Paris, 1844.

QUELQUES LETTRES

SUR LE

FORCEPS A DOUBLE PIVOT.

Parmi les lettres qui témoignent en faveur des avantages et de la généralisation du forceps à double pivot, il suffit de publier les quatre suivantes. La première est de M. le docteur MONOD, professeur agrégé à la Faculté de médecine de Paris; la seconde, de M. le docteur J. GARUFI, chirurgien-accoucheur à Messine (Sicile), et qu'il m'a adressée pendant son séjour à Paris; la troisième, de M. le professeur ALLIPRANDI, de Turin, écrite en italien, et dont je donnerai une traduction fidèle en français; la quatrième, de M. le docteur A. SESTINI, chirurgien-accoucheur à Florence (Toscane):

Paris, 1 Juin 1844.

LE PROFESSEUR AGRÉGÉ A LA FACULTÉ DE MÉDECINE DE PARIS, CHIRURGIEN DE LA MAISON DE SANTÉ, ETC.

A Monsieur le docteur Tarsitani, à Paris.

Monsieur et très-honoré confrère,

Je vous remercie de l'envoi de votre mémoire (Nouveau forceps destiné à éviter le décroisement des branches, etc.) *que j'ai lu avec intérêt; votre* forceps à double pivot *me paraît devoir rendre des services réels dans les cas où le décroisement des branches du forceps ordinaire est obligatoire.*

. . . .

G. Monod.

Opinion de M. Moreau,

Professeur d'accouchements, des maladies des femmes et des enfants à la Faculté de médecine de Paris, médecin de la Maison d'accouchements (Maternité), etc.

M. le professeur Moreau, dont la pratique dans les accouchements est si étendue à Paris, et qui est surtout appelé dans un grand nombre d'accouchements laborieux, n' a pas oublié les avantages du forceps à double pivot dans ses cours sur les accouchements à la Faculté de médecine de cette ville, comme on peut le voir d' après la lettre suivante:

Paris, 16 Octobre 1844.

A Monsieur le docteur Tarsitani, à Naples.

Cher Monsieur et confrère,

. . . .

Je m'empresse de vous faire encore connaître relativement à votre forceps à double pivot, *qu' en France les maîtres de l'art obstétrical vous rendent toute la justice que vous méritez pour cette invention. Parmi ces professeurs d'accouchements ,* M. Moreau, *dont je suis les cours sur l' obstétrique à la Faculté de médecine, s'est exprimé de la manière suivante, à propos de votre forceps*: « Parmi les innombrables modifications, qu' on a voulu faire subir au forceps, et qui n' ont été utiles sous aucun rapport à l'art obstétrical, la seule qui mérite de fixer l' attention des accoucheurs, est celle qui a été faite, dans ces derniers temps, par un docteur italien, M. TARSITANI, et qui a été encore adoptée par notre Académie de médecine ». *Après avoir expliqué en quoi consistent les perfectionnements que vous avez apportés au forceps, il ajouta que* « par le *forceps* TARSITANI on prévient toujours le décroisement des branches, qui peut causer quelques accidents fâcheux à la mère ou à l'enfant, et qu' avec cet instrument il est indifférent d' introduire en premier lieu l'une ou l'autre des branches, quelle que soit la position de la tête du fœtus ». *Mais vous aurez l' occasion, j'espère, d' avoir encore d' autres preuves sur l'utilité de votre* forceps à double pivot.

. . . .

Votre ami et confrère
J. GARUFI.

Torino, il 1.° Luglio 1847.

Il Professore di Ostetricia nella regia Università di Torino, e Chirurgo primario dell' Ospizio della Maternità' (Sardegna).

Al Signor dottor Tarsitani, a Napoli (Due-Sicilie).

Stimatissimo Signor collega,

Ho eseguito la sua commissione presso il signor tipografo Cassone, il quale si affretterà di mandarla a compimento.

Ho pure letto con attenzione le due memorie gentilmente offertemi da V. S. Il suo forcipe a doppio perno fa già parte dell'armamentario ostetrico del nostro ospizio, *e la sua* Memoria sull'Ascoltazione applicata alla gravidanza *troverà in me un lodatore nella pubblica Scuola universitaria, che mi è affidata. E ciò le serva di prova quanto io stimi i suoi lavori.*

Godo intanto rinnovarle l' attestato di quei sensi di stima e distinta considerazione, che altamente professo per gli uomini dotti ed operosi.

Devotiss. suo servo

Il prof. Alliprandi.

Turin, le 1 Juillet 1847.

Le Professeur d' Accouchements a l' Université royale de Turin, et Chirurgien en chef de l'Hospice de la Maternité (Sardaigne).

A Monsieur le docteur Tarsitani, à Naples (Deux-Siciles).

Monsieur et très honoré confrère,

J'ai fait votre commission à l'éditeur M. Cassone , qui s'empressera de s' en acquitter.

J' ai lu aussi avec attention les deux brochures que vous avez eu l'obligeance de m'adresser. Votre forceps à double pivot fait déjà partie de l'arsenal obstétrical de notre hospice, *et votre* Mémoire sur l'Auscultation appliquée à la grossesse *sera l'objet de mes éloges à l' Ecole publique de l'Université, qui m' est confiée. Cela vous prouvera combien j' apprecie vos travaux.*

En attendant, je suis heureux de vous renouveler l'expression des sentiments d' estime et de considération distinguée , que je professe au plus haut degré pour les hommes savants et laborieux.

Votre bien dévoué serviteur
Le prof. ALLIPRANDI.

Florence, le 29 Octobre 1855.

A Monsieur le docteur Tarsitani, à Naples.

Monsieur,

Je m'empresse de vous remercier pour les deux brochures sur votre forceps à double pivot, *que vous avez bien voulu m'envoyer, et que j'ai lues avec beaucoup d'intérêt. Je ne puis pas m'empêcher de vous féliciter de votre heureuse invention, qui permet d'articuler très-facilement les branches du forceps dans tous les cas d'accouchements où il faut introduire la branche femelle avant la branche mâle, et dans lesquels* il serait dangereux pour la mère et pour l'enfant *d'opérer le décroisement des branches en voulant les articuler. Je dois vous avouer que pendant 34 ans de ma pratique dans l'art des accouchements, auquel je me suis voué d'une manière spéciale, il m'est arrivé bien de fois de devoir violer le précepte donné par les accoucheurs, faute de n'avoir pas pu introduire la branche mâle avant la branche femelle. Je suis tellement satisfait de votre invention, que malgré mon âge avancé, qui m'oblige de renoncer bientôt à la pratique des accouchements, je désire beaucoup avoir votre* forceps à double pivot,*et j'ai déjà donné la commission de le faire venir de Paris. C'est la meilleure preuve que je puisse vous donner de la conviction que j'ai des avantages réels de votre forceps, surtout dans les cas où il faut décroiser les branches pour les articuler facilement.*

Votre très-dévoué confrère

ANTOINE SESTINI.

Après tout ce qui a été signalé sur mon forceps, on croirait avec peine qu' un fabricant d' instruments de chirurgie à Paris, M. Lüer, qui a été le premier à construire, d' après mes propres essais, le *forceps à double pivot*, a eu la prétention de dire qu' il avait des droits à l'invention de cet instrument. J'invoque le souvenir de quelques confrères français et italiens, qui ont eu de la bonté pour moi, et surtout celui de MM. les docteurs Desormeaux de Paris, Garufi de Messine, et Roche de Genève, pour déclarer que ce fabricant, avant la publication de la première édition de cet opuscule, avait dit que « *le forceps à double pivot avait été inventé par moi, et que pour lui il n'y avait d'autre mérite que celui de l'avoir construit le premiere d'après mes propres essais* ». Je veux encore reproduire ici les quelques lignes que M. le docteur Roche a bien voulu m' écrire à Paris sur ce sujet, lorsque je l' ai informé des prétentions de ce fabricant:

Genève, 26 Mai 1844.

A Monsieur le docteur Tarsitani, à Paris.

Mon cher M. Tarsitani,

. . . .

Ce que vous me dites au sujet des prétentions de Lüer m'a beaucoup surpris; car dans les visites que j'ai faites avec vous chez ce fabricant, lorsque j'examinais le nouveau forceps à double pivot, *il en a toujours été question comme étant de votre invention. Je ne vois pas comment l'adoption de l'Académie de médecine de Paris peut lui faire croire qu'il a des droits à l'invention de cet instrument, sauf une ambition et un intérêt déplacés.*

. . . .

Votre dévoué

LOUIS ROCHE D. M.

QUELQUES OPINIONS

SUR LE

FORCEPS TARSITANI OU A DOUBLE PIVOT.

M. le docteur CHAILLY-HONORÉ, professeur d'accouchements à Paris, dans son ouvrage sur l'art obstétrical, en parlant du forceps et des règles générales sur son application, donne à la page 490 les renseignements suivants sur les avantages du *forceps à double pivot*:

« Il est bon de signaler aussi une modification toute récente, due à M. le docteur TARSITANI. Cette modification, *qui depuis longues années exerçait l'esprit des hommes de l'art*, permet d'appliquer le forceps *indistinctement*, en commençant par une branche ou par l'autre, et *quelle que soit la position de la tête*, sans être assujettie au décroisement.

» Pour arriver à ce résultat la branche gauche porte un *pivot double*, de manière que la branche droite peut s'articuler avec elle, soit en dessus, soit en dessous, suivant les circonstances.

» La suite de ce chapitre fera ressortir l'utilité de cette modification ».

Ensuite il dit, p. 492:

« Quelle branche faut-il introduire la première ? On peut indifféremment commencer par l' une ou par l'autre ; mais si la branche à mortaise est introduite la première, comme on est presque toujours obligé d' introduire la branche à pivot sur elle, parce qu' on place la branche à pivot la seconde, le pivot se trouve sur la mortaise, et pour articuler et faire passer le pivot sous la mortaise, on est obligé de décroiser les branches, en écartant les manches l'un de l' autre. Ce décroisement n' a aucun inconvénient quand la tête a complétement franchi l' orifice ; mais *il contond, dilacère plus ou moins cet orifice, quand la tête n'a pas franchi le col. Aussi doit on en général l'éviter*. Pour arriver à ce résultat, il faut toujours commencer par la branche à pivot, et on n' aura jamais de décroisement. C' est, sauf les exceptions, la méthode mise en usage par M. Paul Dubois, et que j' ai aussi adoptée. A l' aide du forceps de M. Tarsitani on évitera cet inconvénient, parce qu'on pourra indistinctement commencer par l' une ou l' autre branche ».

Enfin, il ajoute, p. 494:

« En résumé, on peut commencer par l' une ou l'autre branche, mais il vaut mieux, quand cela est possible, commencer par la branche à pivot, pour éviter le décroisement. Si l' application de la branche à pivot, introduite la première, gênait l' introduction de la branche à mortaise, on la retirerait pour faire place à la branche à mortaise, et on serait obligé de décroiser, à moins que le périnée ne permît de placer la branche à pivot sous celle à mortaise, et à moins qu'on usât du *forceps* TARSITANI ». (Extrait du *Traité Pratique de l'Art des accouchements* par CHAILLY-HONORÉ; ex-chef de clinique d'accouchements de la Faculté de médecine de Paris, etc. *Deuxième édition*; Paris, 1845).

M. le docteur JACQUEMIER, dans son *Manuel des accouchements*, n'a pas oublié à la page 372, t. II, le *forceps à double pivot* lorsqu'il parle de la jonction des branches:

« On est enfin parvenu à établir *un double pivot* sans rendre l'articulation moins simple et l'instrument moins commode. Cette modification, qui permet d'introduire indifféremment l'une ou l'autre branche la première, *mérite d'être adoptée* ».

Puis, en donnant les règles générales de l'application du forceps, il dit à la p. 390, t. II:

« 3.° En général, on doit introduire la branche à pivot la première. Ce précepte est fondé sur la présence du pivot: la seconde branche devant être introduite au-dessus de la première pour ne pas être gênée dans son introduction par la présence du périnée, si l'on commençait par la branche à mortaise, on serait conduit à introduire la branche à pivot au-dessous, ce qui peut être difficile et même impossible, ou à décroiser les manches de l'instrument pour l'articuler. Mais le décroisement peut changer les rapports de la tête avec les cuillers, et faire éprouver à l'orifice utérin et à la vulve une distension douloureuse qui ne serait pas toujours exempte de dangers. *Si la branche gauche portait* un double pivot, *on pourrait commencer indifféremment par l'une ou par l'autre, ou plutôt par celle qui doit rencontrer le plus de difficultés* ». (Extrait du *Manuel des accouchements et des maladies des femmes*, etc., par J. Jacquemier, ancien interne de la Maison d'accouchements (Maternité) ; Paris, 1846.— Voyez aussi *Manuel des accouchements*, par Naegelé, traduit de l'allemand par Schlesinger-Rahier, augmenté et annoté par J. Jacquemier, p. 331 et 334; Paris, 1853).

M. le docteur Cazeaux après avoir dit, dans son *Traité de l'art des accouchements*, page 735, quelle est la branche qu'il faut introduire la première, parle du décroisement des branches, et s'exprime ainsi au sujet du *forceps à double pivot*:

« Dans ces derniers temps on a voulu éviter ce décroisement des branches, et dans ce but MM. Tureaud, Tarsitani et quelques autres (*quels sont les autres?*) ont imaginé des forceps qui peuvent s'articuler, quelle que soit la position relative des branches. C'est sans doute un avantage, mais dont on a certainement exagéré l'importance ». (Extrait du *Traité théorique et pratique de l'art des accouchements*, par Cazeaux, professeur agrégé à la Faculté de médecine de Paris, etc. *Deuxième édition;* Paris, 1845.)

Remarque.— Si M. Cazeaux avait consulté de bonne foi l'expérience, il n'aurait pas cru exagérée l'importance du forceps à double pivot, et il aurait même reconnus comme justes les jugements si honorables qui concernent les avantages de cet instrument, et que j'ai reproduits plus haut. Mais il faut espérer que cet accoucheur français est aujourd'hui d'un avis différent. — Quant aux auteurs qui ont imaginé des forceps dans le but d'éviter le décroisement de ses branches, deux seuls peuvent avoir à juste titre cette prétention.

FIN.

TABLE.

FIN DE LA TABLE.

PL. I.

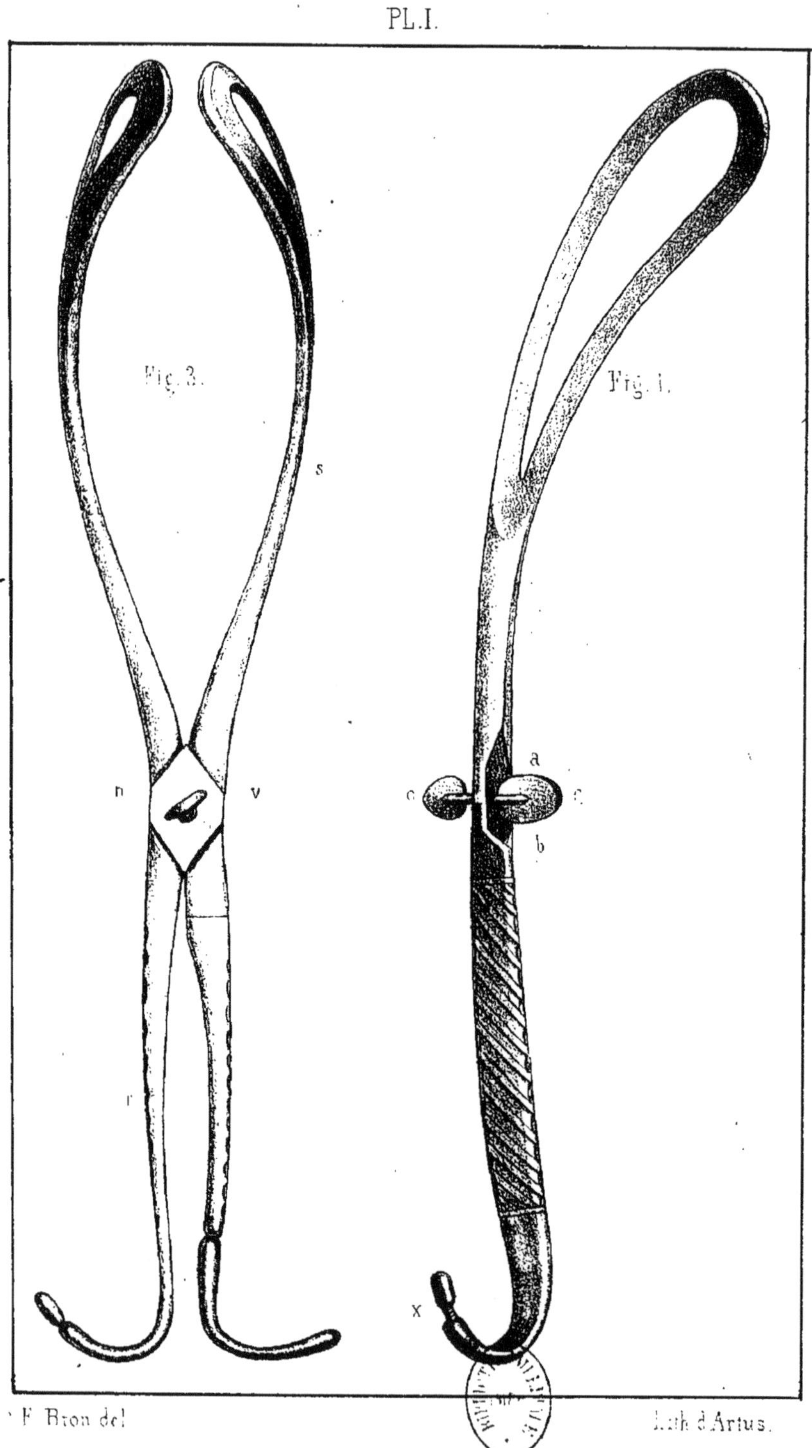

F. Bron del.

Lith. d'Artus.

EXPLICATION DES PLANCHES

DU

FORCEPS TARSITANI OU A DOUBLE PIVOT.

—

PLANCHE I.

Fig. 1. BRANCHE MALE OU A DOUBLE PIVOT, DÉSARTICULÉE.

a, b. Evidement de la branche mâle à la partie antérieure de l'articulation, et dans la moitié de son épaisseur.

c, f. Double pivot.

f. Pivot supérieur.

c. Pivot inférieur.

x. Crochet aigu dans une olive vissée à moitié.

Fig. 3. FORCEPS A DOUBLE PIVOT, ARTICULÉ. Articulation française.

n, v. Mortaise et double pivot.

s, r. Branche mâle ou à double pivot, articulée sur la branche à mortaise.

Planche II.

Fig. 2. Branche femelle ou a mortaise, désarticulée.

c, d. Evidement de la branche femelle à la partie antérieure de l'articulation, et dans la moitié de son épaisseur.

n, o. Charnière.

v. Perce-crâne ou perforateur dans le manche à crochet, vissé à moitié.

Fig. 4. Forceps a double pivot. Articulation allemande.

a, t. Echancrure et double pivot.

l, m. Branche femelle ou à échancrure, articulée sur la branche mâle ou à double pivot.

Fig. 5. Branche a mortaise, désarticulée.

o, n. Charnière désarticulée pour faire voir sa forme.

s. Clou pour fixer la charnière.

Planche III.

Fig. 6. Branche a double pivot, désarticulée.

m, p. Double pivot.

p. Pivot supérieur.

m. Pivot inférieur.

Fig. 8. Branche a échancrure, désarticulée.

PL. II.

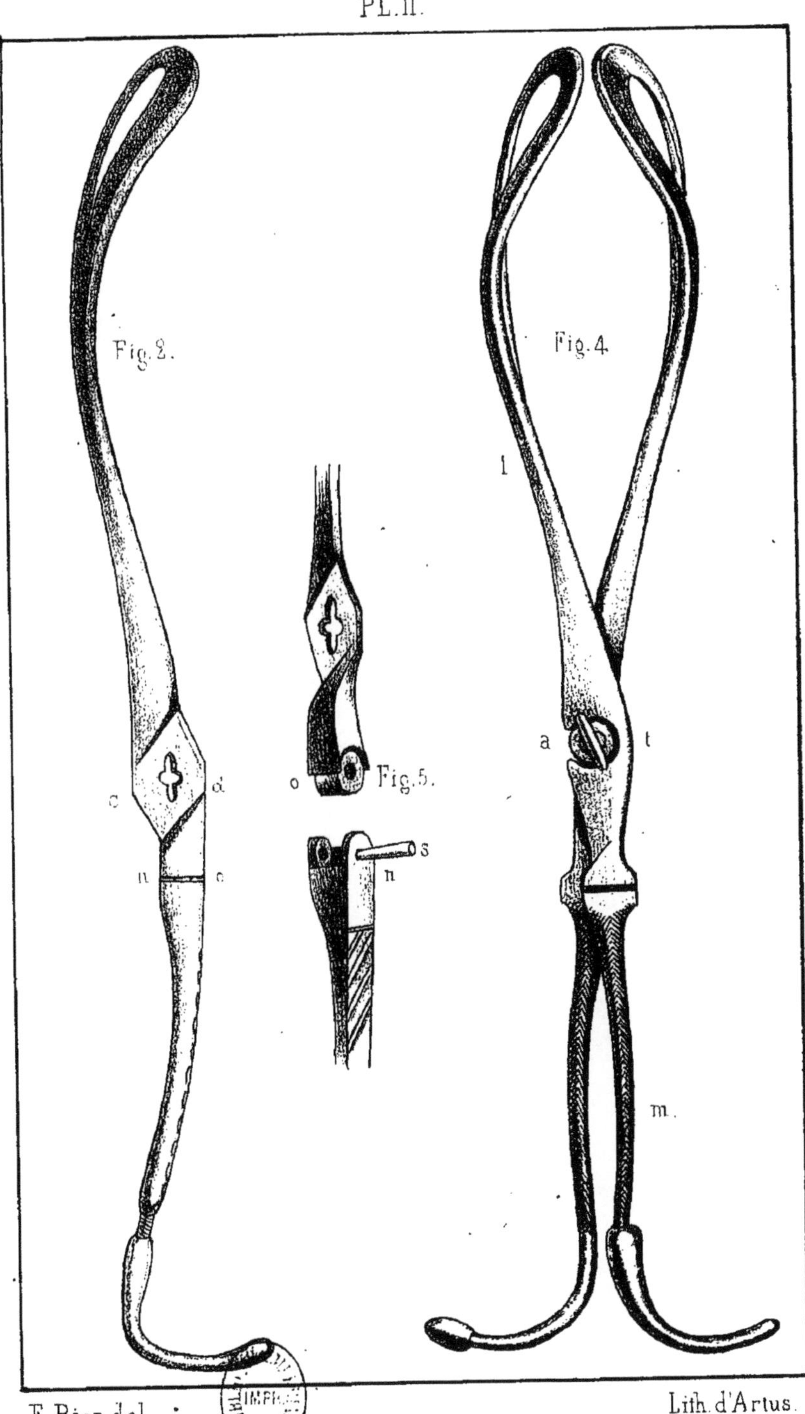

F. Bion del.

Lith. d'Artus.

PL. III.

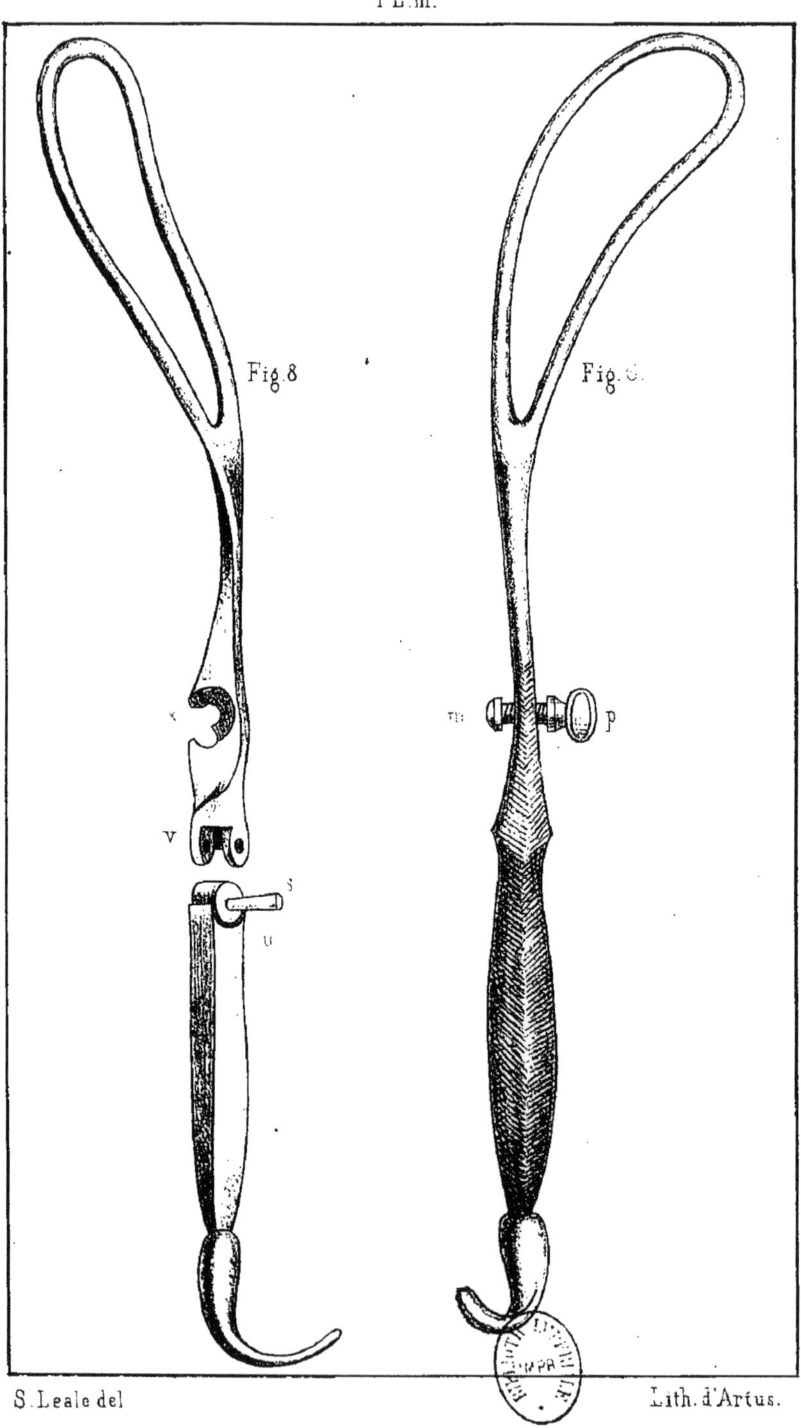

S. Leale del

Lith. d'Artus.

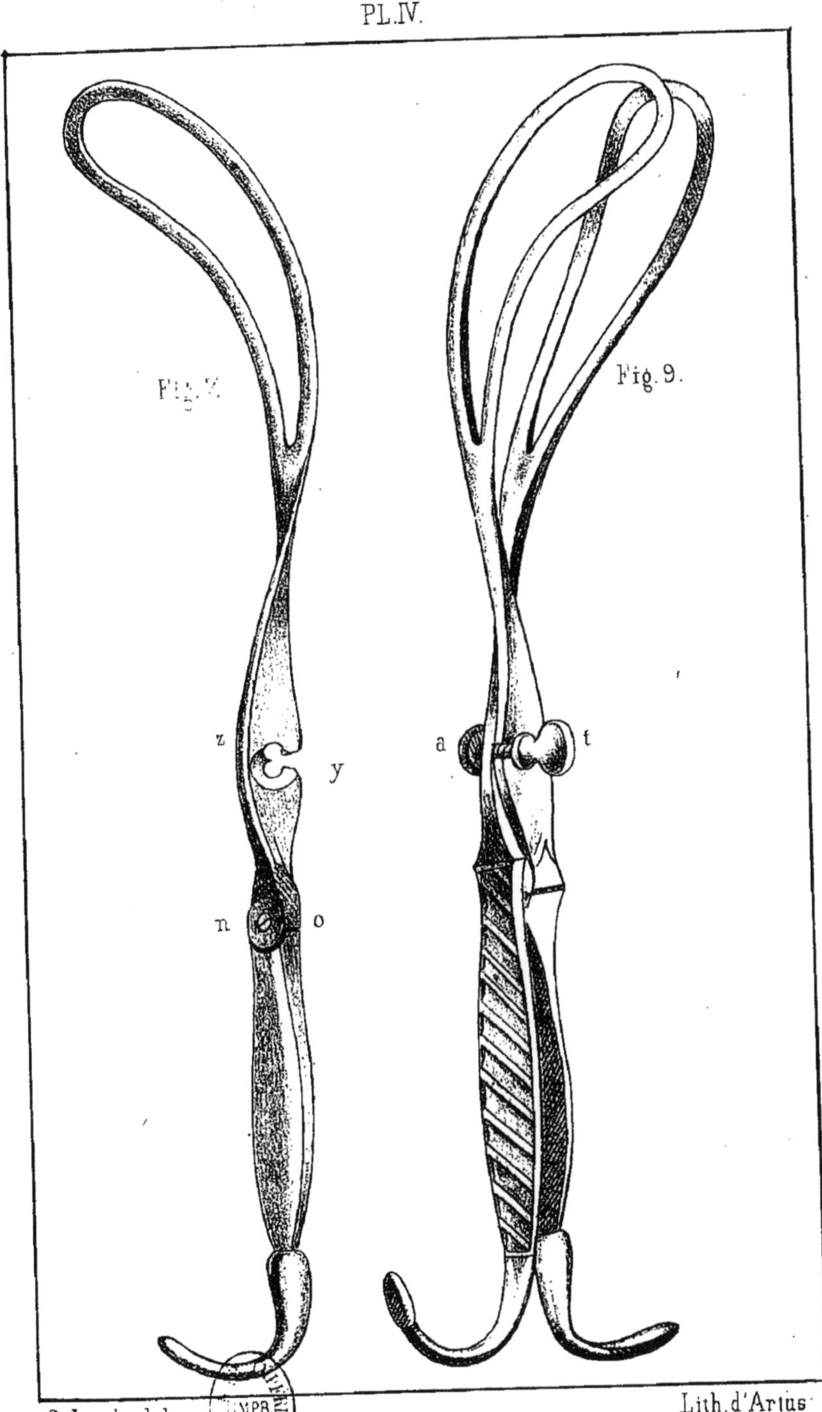
PL.IV.
Fig. 9.
z
y
n
o
a
t
S. Leale del.
Lith. d'Artus

x. Echancrure évidée en haut à la partie antérieu-re de l'articulation.

v, *u*. Charnière désarticulée pour faire voir sa forme.

s. Clou pour fixer la charnière.

PLANCHE IV.

Fig. 7. BRANCHE A ÉCHANCRURE, DÉSARTICULÉE.

z, *y*. Echancrure évidée en bas à la partie postérieu-re de l'articulation.

n, *o*. Charnière.

Fig. 9. FORCEPS A DOUBLE PIVOT, ARTICULÉ. Articulation allemande.

a, *t*. Echancrure et double pivot.

FIN DE L'EXPLICATION DES PLANCHES.

www.ingramcontent.com/pod-product-compliance
Ingram Content Group UK Ltd.
Pitfield, Milton Keynes, MK11 3LW, UK
UKHW020354180726
13839UKWH00003B/1091